pi
wis

Gesund essen und trinken

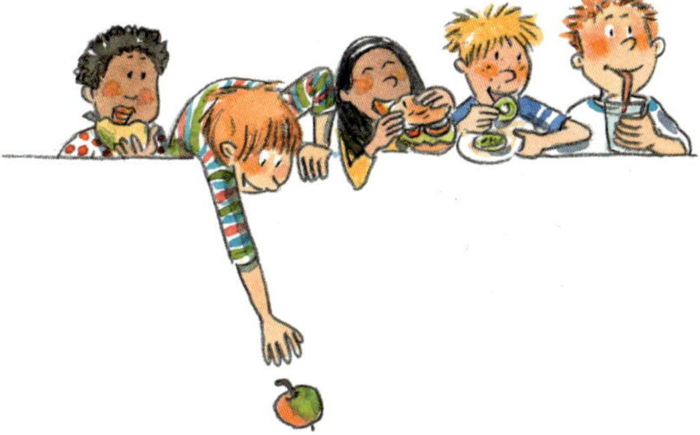

Einfach gut erklärt von Barbara Barkhausen,
mit Bildern von Dorothea Tust

CARLSEN

Essen und trinken, das muss sein …

Brot, Apfel, Schokolade, Wasser, Milch. Jeden Tag isst und trinkst du. Das schmeckt gut, jedenfalls meistens – aber warum muss das sein? Aus den Bestandteilen der **Nahrung** holt sich dein Körper **Energie**. Diese brauchst du zum Beispiel, um dich zu bewegen, zu atmen, zu wachsen, zu denken oder zu lesen – so wie jetzt.

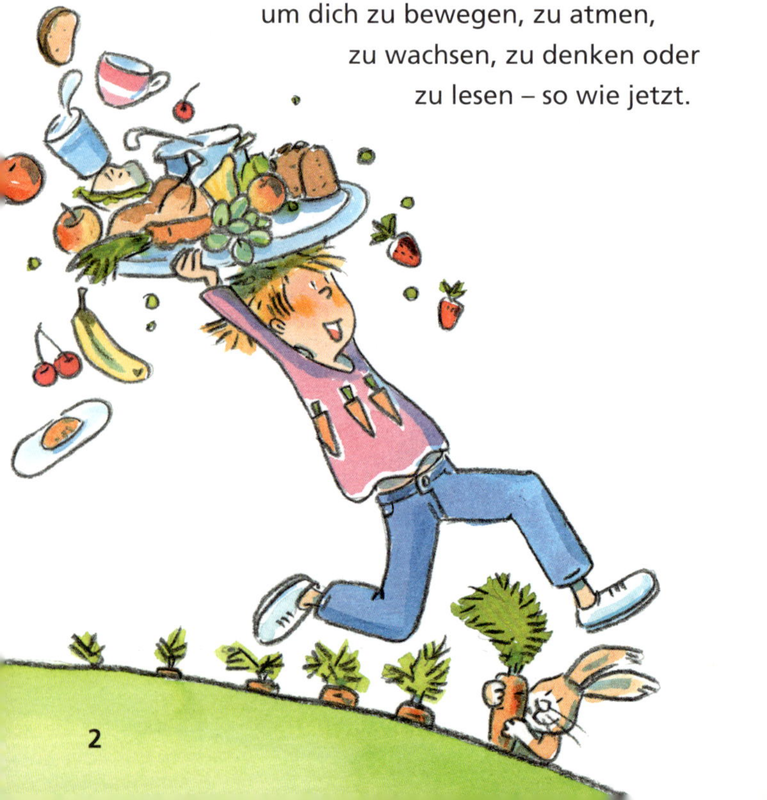

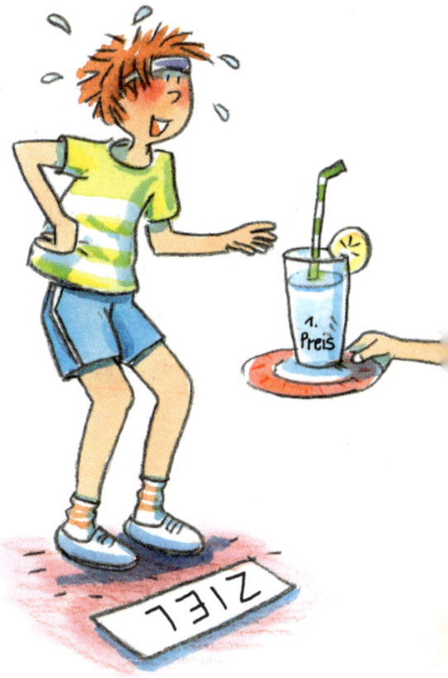

Wenn du zu wenig trinkst, fühlst du dich schnell schlapp und schwindelig. **Trinken** ist lebenswichtig. Schließlich besteht dein Körper zu zwei Dritteln aus Wasser. Jeden Tag verlierst du einen Liter auf der Toilette, durchs Atmen und Schwitzen. Treibst du Sport, gibt der Körper Wasser ab, um dich zu kühlen. Du schwitzt und solltest dann besonders viel trinken, um das verlorene Wasser zu ersetzen.

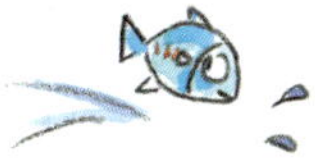

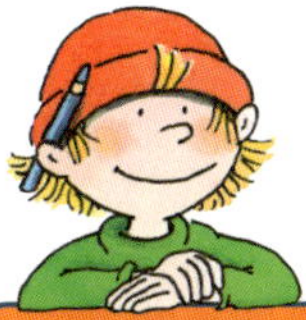

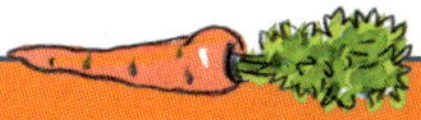

Was tut dir gut?

Damit du dich wohlfühlst, solltest du gesund essen, dich viel bewegen und ausreichend trinken.

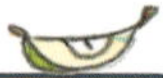

Ein Happen reist durch den Körper

Du beißt von einem Apfel 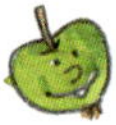 ab und schon beginnt die **Verdauung**: Während du kaust, wird der Happen vom 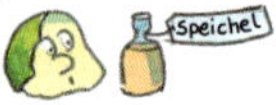

Speichel aufgeweicht, Helferstoffe, die Enzyme, 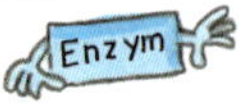

fangen an die Nahrung zu zerkleinern.

Wenn du den Happen hinunterschluckst, rutscht er durch die **Speiseröhre** in den **Magen**.

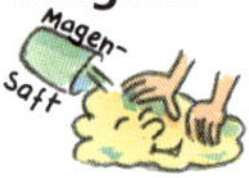

Hier kneten starke Muskeln in den Magenwänden alles durch. Magensaft hilft, das Essen weiter zu zerkleinern. Vom Magen rutscht der Essensbrei in den **Dünndarm**. Dort zerlegen Enzyme 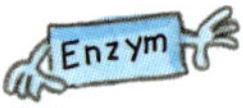

den Brei in seine winzigen Bestandteile. Diese wandern durch die Darmwand ins **Blut**.

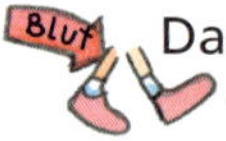

Das Blut transportiert die **Nährstoffe** in alle Teile deines Körpers, wo sie in **Energie** umgewandelt werden. Der Rest kommt in den **Dickdarm**. Hier wird dem restlichen Speisebrei Wasser entzogen und Bakterien zerkleinern letzte Nahrungsreste, die dann auch durch die Darmwand ins Blut wandern. Auf der Toilette scheidest du aus, was dein Körper nicht braucht.

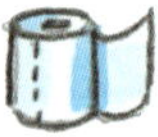

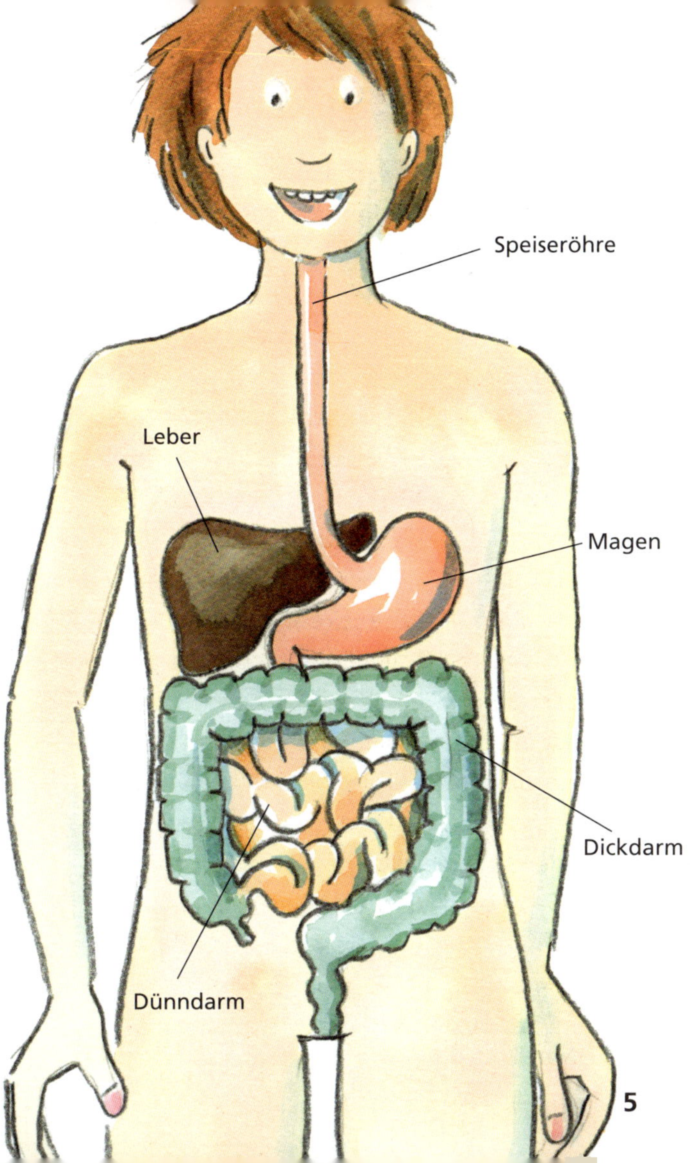
Speiseröhre
Leber
Magen
Dickdarm
Dünndarm

Ein Schluck reist durch den Körper

Du trinkst, 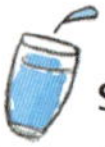 später musst du zur Toilette. Was passiert dazwischen? Nachdem du die Flüssigkeit hinuntergeschluckt hast, 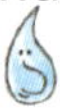 reist sie durch die **Speiseröhre**  bis in den **Magen** und später in den **Darm**. Durch die Darmwand gelangen die Bestandteile des Getränks ins **Blut**, das sie dann durch den ganzen Körper transportiert. Während seiner Reise kommt das Blut durch die **Nieren**. Sie sind wie eine Müllabfuhr: 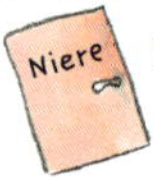 Sie filtern alles aus dem Blut, was du nicht mehr brauchst, und reinigen es. Über zwei kleine Röhren, die **Harnleiter**, gelangt der Abfall zusammen mit überschüssiger Flüssigkeit 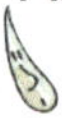 in die Blase. Die **Blase** sieht ein wenig aus wie ein Luftballon. Ist sie voll, senden die **Nerven** in ihren Wänden ein Signal an dein **Gehirn** und das sagt dir: Du musst mal.

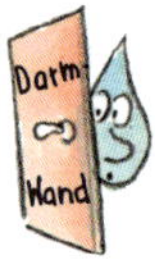

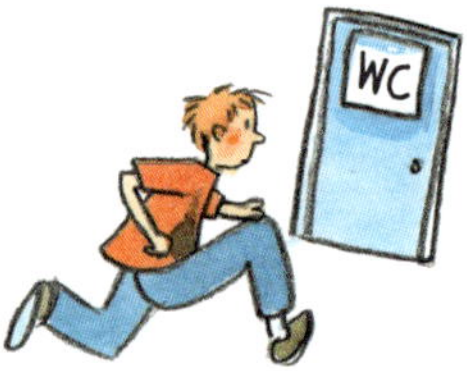

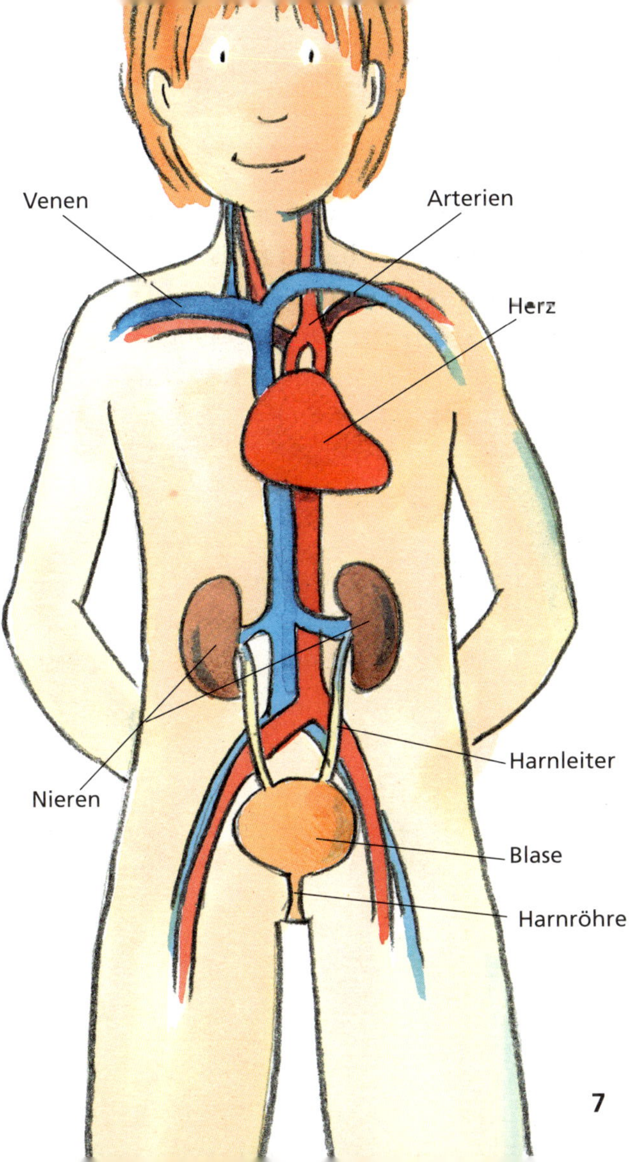
Venen
Arterien
Herz
Nieren
Harnleiter
Blase
Harnröhre

Die Ernährungspyramide

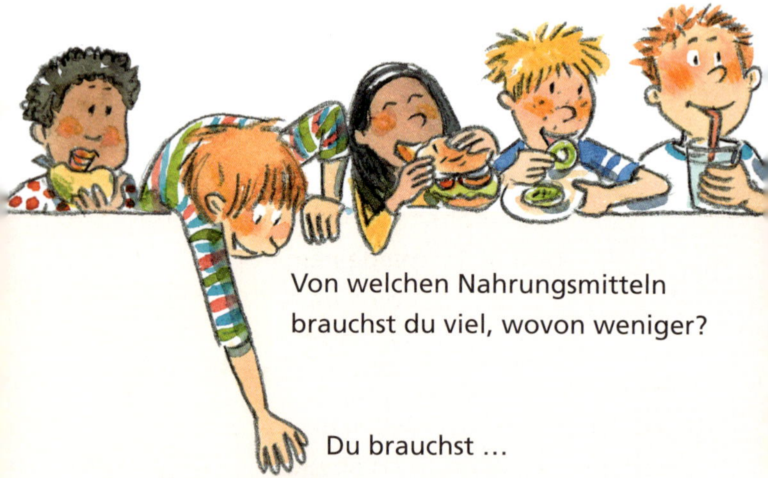

Von welchen Nahrungsmitteln brauchst du viel, wovon weniger?

Du brauchst …

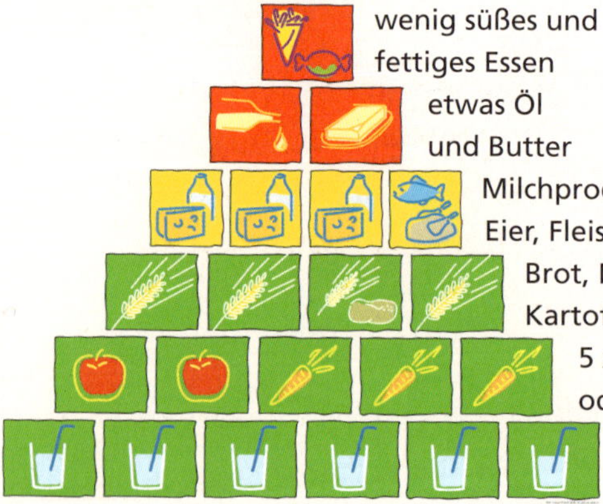

wenig süßes und fettiges Essen

etwas Öl und Butter

Milchprodukte, Eier, Fleisch und Fisch

Brot, Müsli und Kartoffeln

5 x am Tag Gemüse oder Obst

reichlich Wasser und Tee

Was ist drin in der Nahrung?

Die wichtigsten Teile unserer Nahrung sind:

Kohlenhydrate

... liefern deinem Körper Energie.

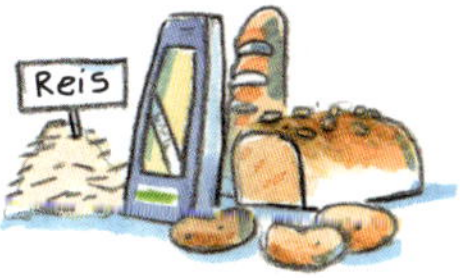

Fette

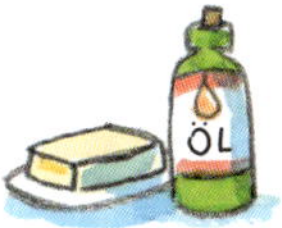

... enthalten besonders viel Energie. Und sie helfen deinem Körper, manche Vitamine besser zu nutzen. Zu viel ist aber ungesund.

Eiweiße

... sind wichtig, um die **Zellen** des Körpers aufzubauen. Zellen sterben ab und es bilden sich ständig neue.

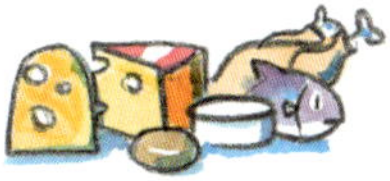

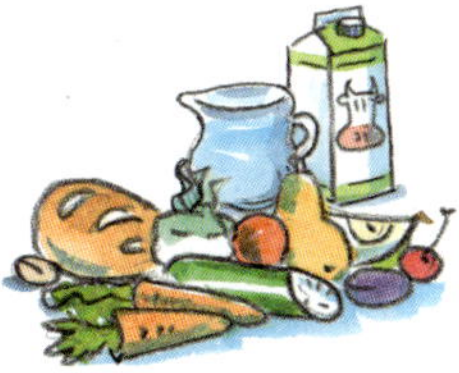

Vitamine und Mineralstoffe

... stärken den Körper. Vitamine verbessern unsere Abwehrkräfte. Mineralstoffe bauen Zähne und Knochen auf.

Ballaststoffe

... binden schädliche Stoffe und helfen dabei, dass sie schnell ausgeschieden werden. Sie sind z. B. im Vollkornbrot oder in Apfelschale.

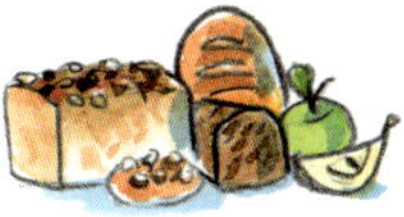

Vom Samen zur Pflanze

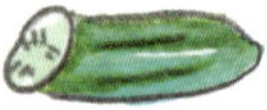

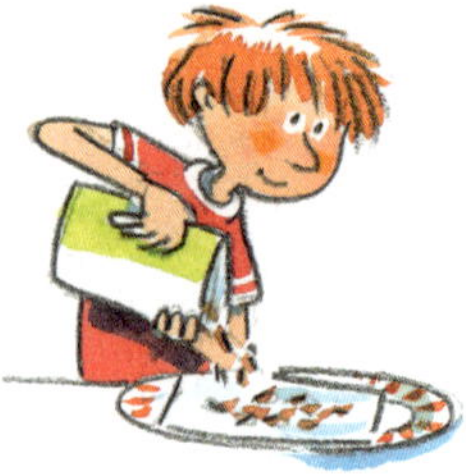

Der kleine Kressegarten

Kresse schmeckt gut und ist gesund. Du kannst sie selber ziehen. Sie sprießt schon nach wenigen Tagen und nach rund einer Woche kannst du sie auf dein Quarkbrot legen.

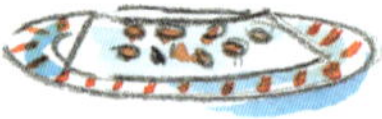

Bei den meisten unserer Nutzpflanzen dauert es mehrere Monate bis zur Ernte: Bei einem unserer Hauptnahrungsmittel, dem **Getreide**, brauchen die Sommersorten ein halbes Jahr und die Wintersorten fast ein ganzes Jahr, bis sie reif sind.

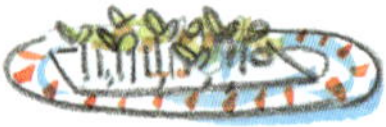

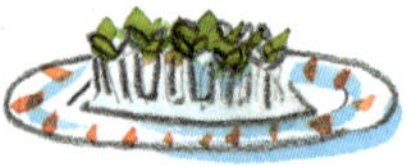

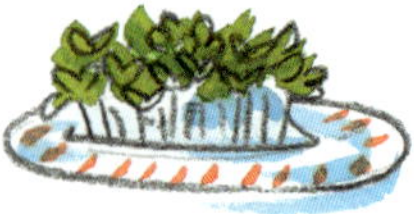

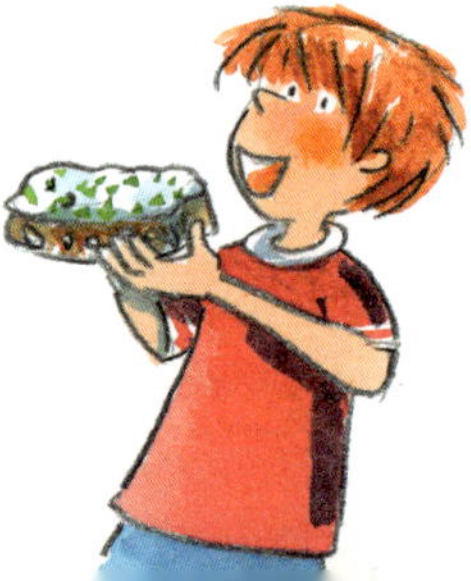

Wie du Kartoffelbauer wirst

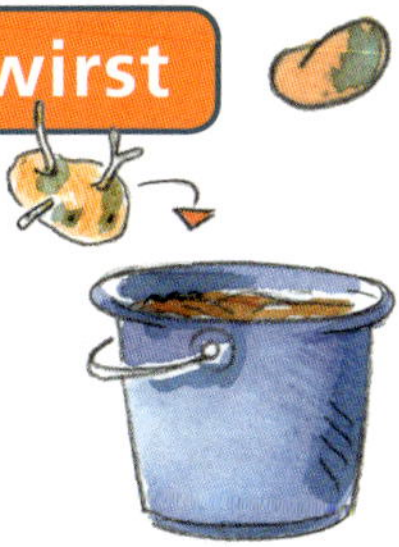

Mit **Kartoffeln**, die schon ein paar **Keime** getrieben haben, und ein paar mit Erde gefüllten Eimern kannst du eine kleine Zucht starten: Verbuddele eine Kartoffel pro Eimer etwa eine Handbreit tief und gieße sie alle zwei Tage. Siehst du die ersten Keime sprießen, schütte so viel Erde auf, dass die Keime gerade darunter verschwinden. Erst danach lässt du die Pflanze wachsen. Erntezeit ist nach ungefähr **vier Monaten**, wenn sich die Blätter gelb färben.

Stellst du die Eimer auf die Fensterbank, kannst du schon im März mit der Kartoffelzucht loslegen, draußen besser erst im April.

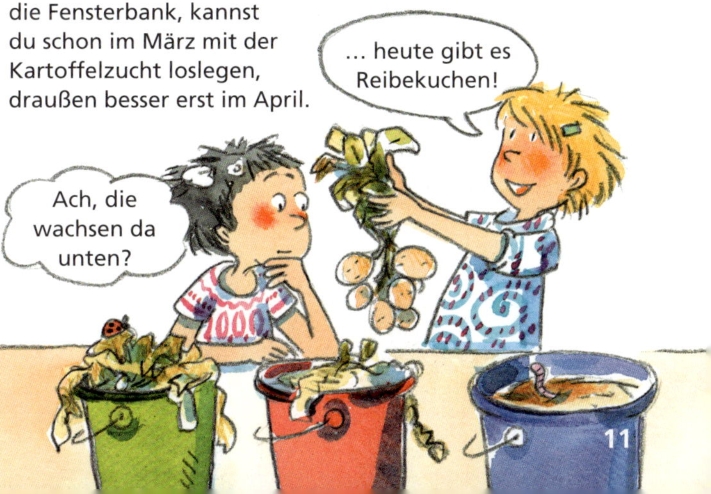

Ab in die Küche ...

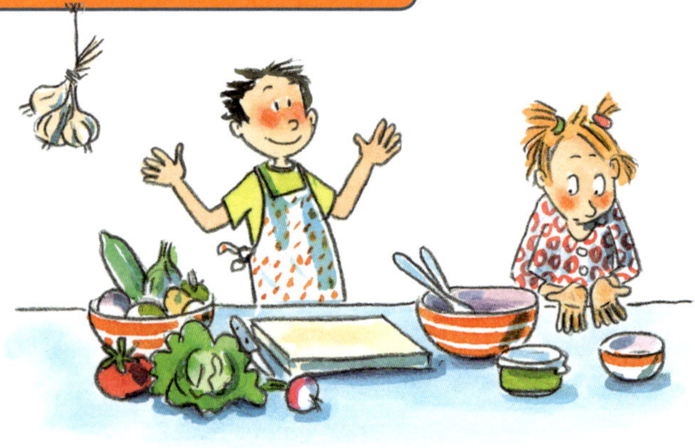

Vor dem **Kochen** wäschst du dir die Hände.
Alle Zutaten sollen sauber und frisch sein.
Dann schmecken sie besonders lecker und
unser Körper kann sie am besten verarbeiten.
Wenn zum Beispiel das Brot schimmelig ist,
siehst und riechst du das sofort.
Schimmeliges Brot und Obst
müssen gleich in den Müll.
Sie sind sehr ungesund
und dir könnte auch übel
davon werden.

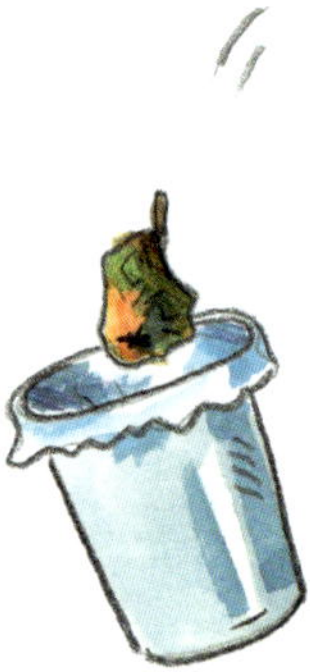

Gurkengesicht und Pizzabäcker

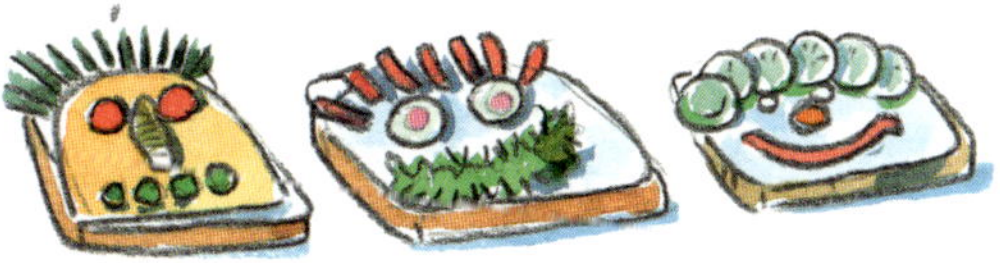

Essen schmeckt besonders lecker, wenn es gut aussieht: Aus Tomaten, Gurken oder Schnittlauch kannst du zum Beispiel Gesichter auf **Butterbrote** legen. Wenn ihr nicht immer am Tisch essen möchtet, könnt ihr draußen ein **Picknick** machen. **Pizza** backen macht noch mehr Spaß, wenn Freunde mithelfen, die Pizza mit Tomaten, Käse, Salami oder Paprika zu belegen.

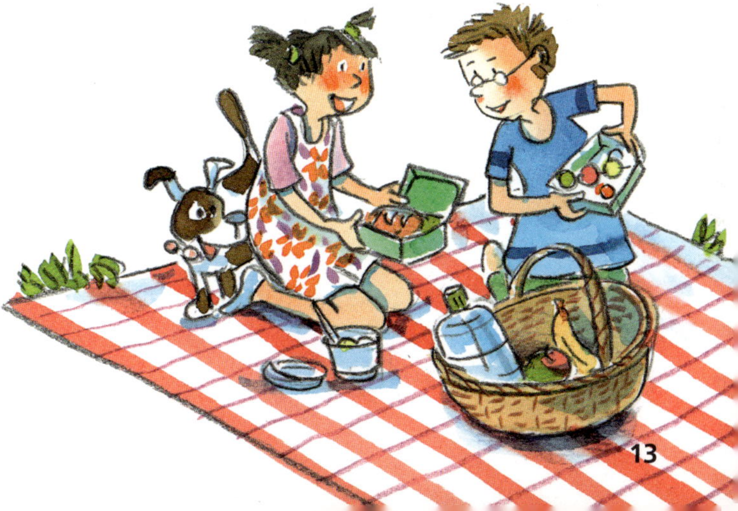

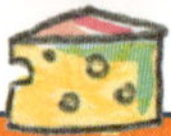

Das kannst du selbst zubereiten

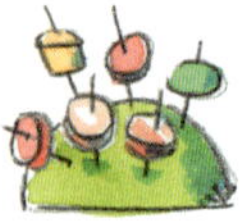

Apfeligel

Schneide einen Apfel in der Mitte durch (lass dir von einem Erwachsenen helfen) und stecke Zahnstocher durch die Schale.
Auf die Zahnstocher pikst du Würstchenscheiben, Käsewürfel, Weintrauben und Melonenstücke.
Fertig ist der Apfeligel.

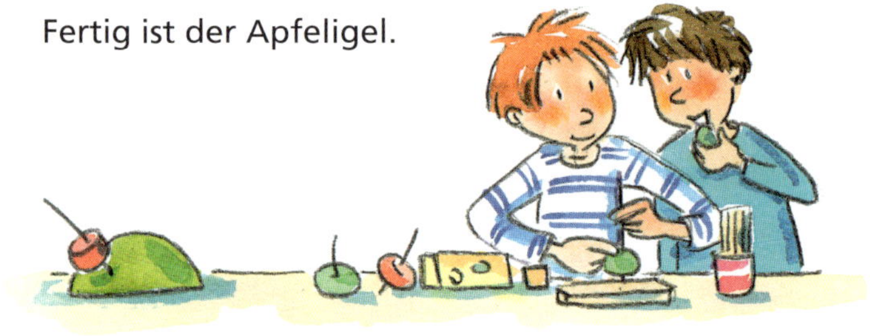

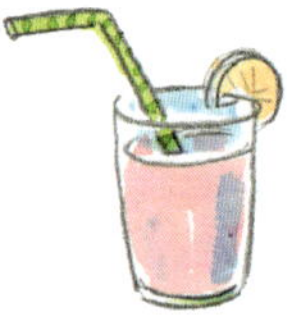

Bananen-Himbeer-Shake

Schäle eine Banane und teile sie in zwei bis drei Stücke, gib diese in einen Mixer und gieße zwei große Gläser Milch dazu. Danach kommen noch eine Handvoll gefrorene Himbeeren und ein Esslöffel Honig hinein.

Deckel drauf und Mixer an. Nach wenigen Sekunden ist der eisgekühlte Milchshake fertig.

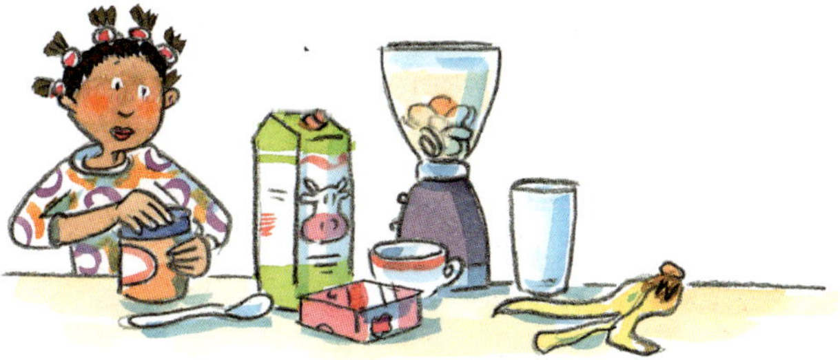

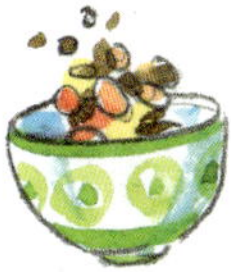

Muntermacher-Müsli

Mische eine Tasse Müsli mit einer Tasse Kirschsaft und warte einige Minuten. Schneide ein wenig Obst klein, zum Beispiel Erdbeeren und Bananen, und mische sie zusammen mit Naturjoghurt ins Müsli.

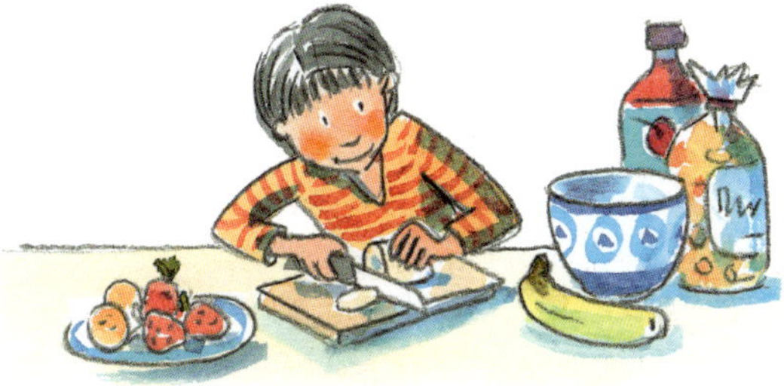

Pfeffer, Salbei, Rosmarin

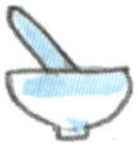

Gewürze und **Kräuter** sind Teile von Pflanzen. Sie geben dem Essen einen besonderen Geschmack, zum Beispiel würzig, scharf oder erfrischend. Gewürze sind in der richtigen Menge auch gesund, ein wenig wie Medizin. **Pfeffer** hilft beim Verdauen. Scharfer **Paprika** sorgt dafür, dass das Blut besser durch den Körper fließt. **Rosmarin** macht munter, **Thymian** hilft gegen Husten und frische **Minze** gegen Bauchweh.

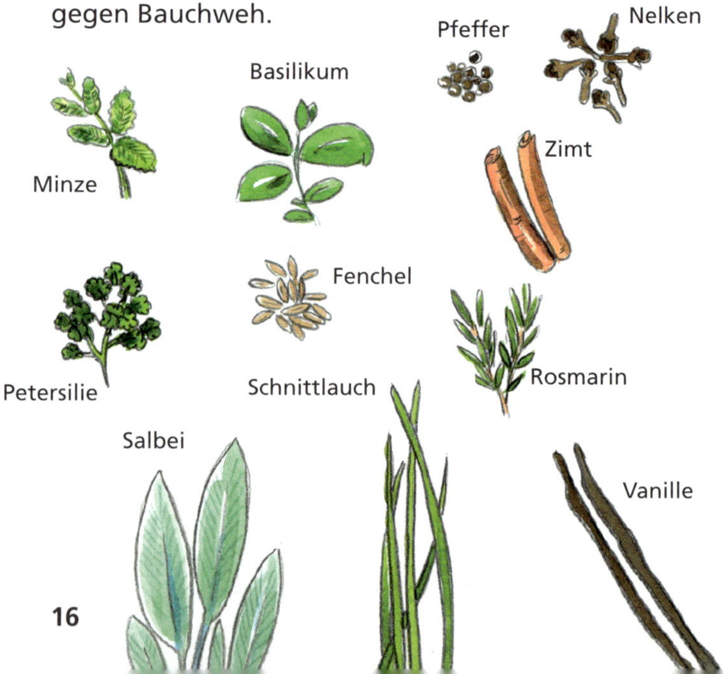

Wertvoll wie Gold

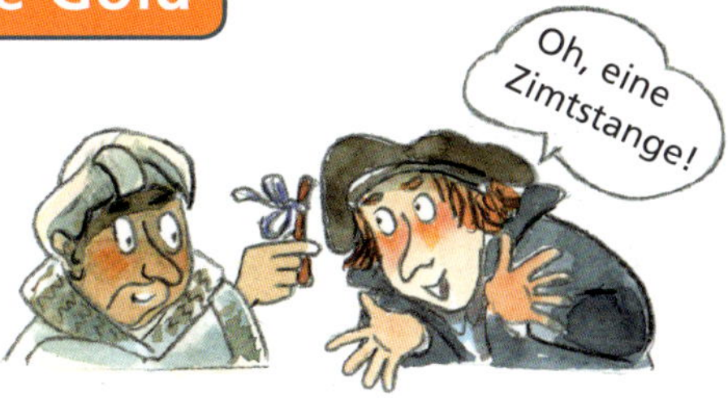

Manche Städte, zum Beispiel Venedig in Italien, wurden durch den Handel mit **Gewürzen** reich.
Das ist bereits über 500 Jahre her. Damals freuten sich selbst Fürsten, wenn ihnen Gewürze als Gastgeschenke überreicht wurden. Aber auch heute gibt es noch wertvolle Gewürze.

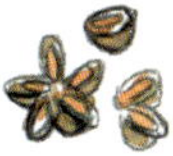
Sternanis

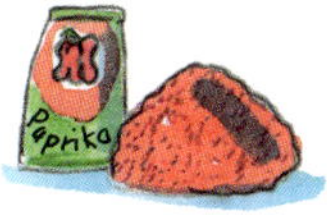

Paprika

Thymian
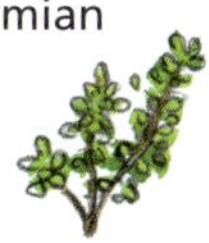

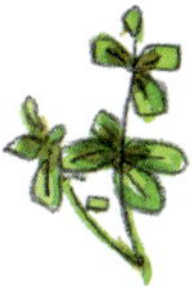
Majoran

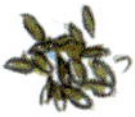
Kümmel

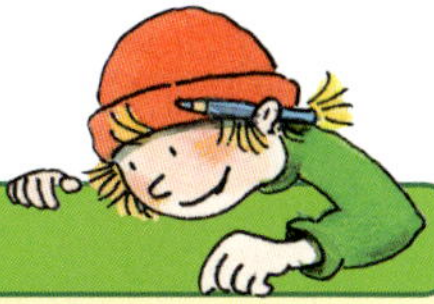

Schon gewusst?

Welches ist noch heute das teuerste Gewürz der Welt?
a) Thymian b) Majoran c) Safran

Lösung: c) Safran. Ein Kilogramm kostet bis zu 20 000 Euro und damit so viel wie ein neuer Kleinwagen.

Nicht zu dick und nicht zu dünn

Manchmal isst du wenig, manchmal viel – das ist normal. Wenn du aber lange Zeit zu viel isst, speichert dein Körper die überschüssige **Energie** als **Körperfett** ab. Du wirst dicker. Isst du lange Zeit zu wenig, wirst du mager: Dein Körper verbraucht gespeicherte Energie. Zu viel Gewicht schadet zum Beispiel den Gelenken, die nun schwerer tragen müssen. Bist du zu dünn, hast du irgendwann zu wenig Kraft. Du fühlst dich schlapp, da dein Körper nicht genug **Nährstoffe** bekommt.

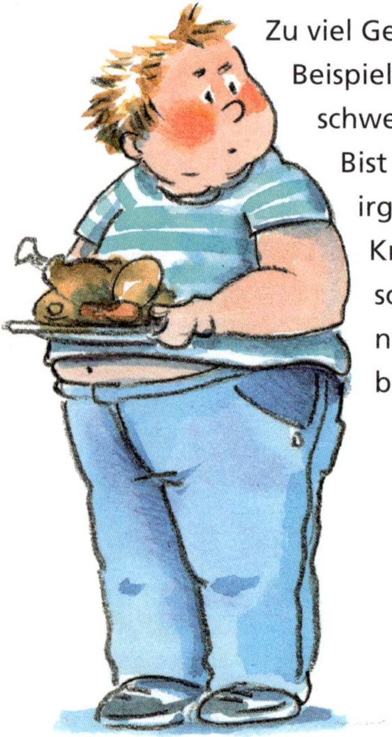

Wenn du etwas isst, dauert es circa 15 bis 20 Minuten, bis du dich satt fühlst.

Was sind Kalorien?

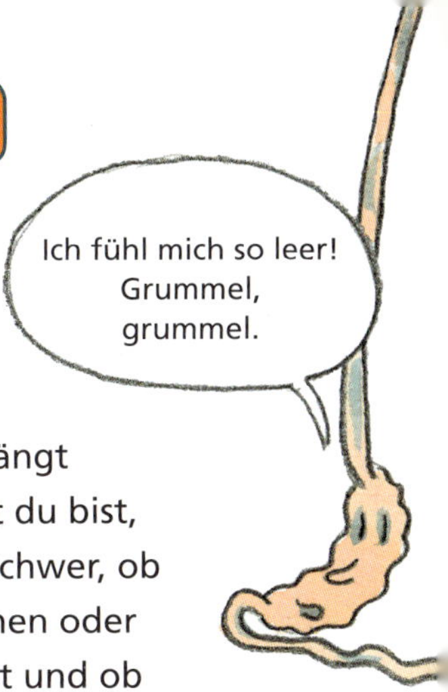

Wie viel **Energie** ein Nahrungsmittel besitzt, wird in **Kalorien** oder **Joule** gemessen. Welche Kalorienmenge du am Tag brauchst, hängt zum Beispiel davon ab, wie alt du bist, wie groß und schwer, ob du ein Mädchen oder ein Junge bist und ob du viel Sport treibst oder gerade schläfst.

Dein Körper sagt dir durch das **Hungergefühl**, wie viel Nahrung er braucht.

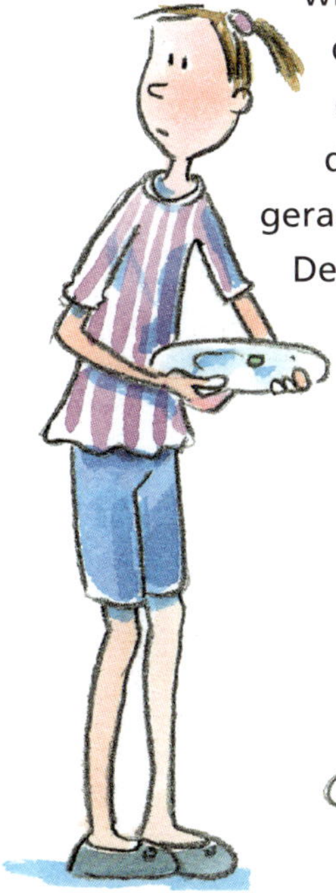

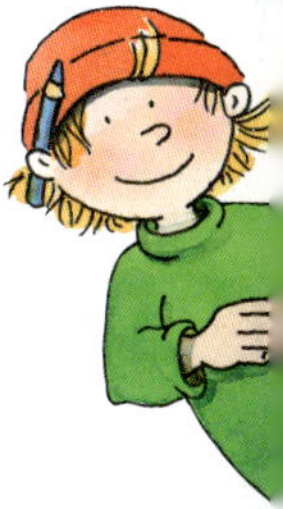

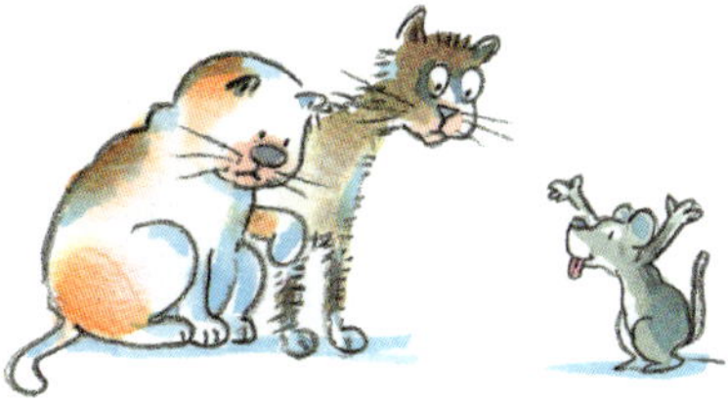

So eine Futterei

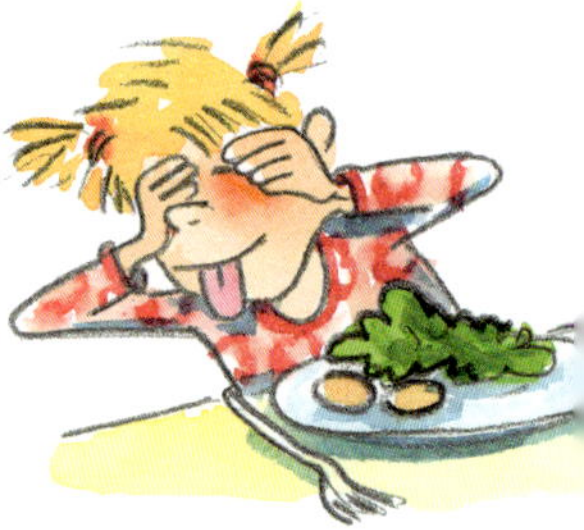

Das Märchen vom Spinat

Früher sollten Kinder viel Spinat essen. Wissenschaftler meinten, darin sei das meiste **Eisen** enthalten. Der Mineralstoff Eisen ist wichtig, damit dein Körper Blut bilden kann. Doch die Forscher haben sich geirrt. Spinat enthält zwar viel Eisen, aber noch mehr ist in Rindfleisch, Bohnen, Erbsen, Sesam und Vollkornbrot.

„Fünf am Tag"

Du solltest zweimal **Obst** und dreimal **Gemüse** am Tag essen, am besten jeweils eine Handvoll. Eine Portion Obst kannst du auch durch ein Glas Saft ersetzen.

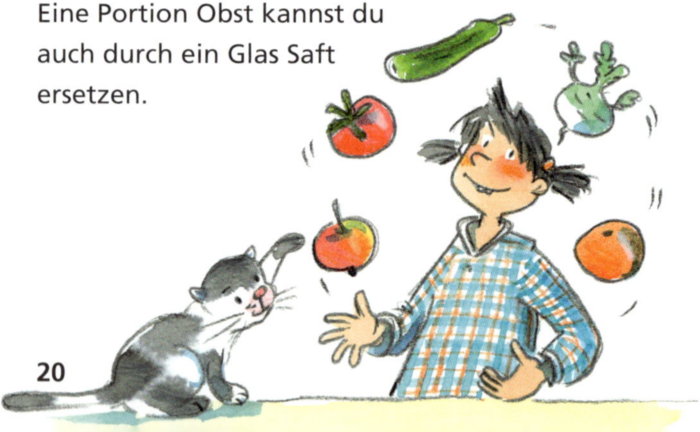

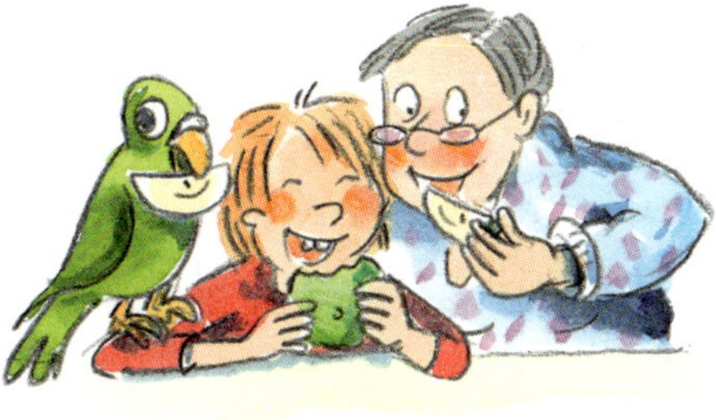

Doktor Apfel
„Ein Apfel am Tag erspart den Arzt" lautet ein Sprichwort. Äpfel enthalten viele **Vitamine** und **Ballaststoffe,** vor allem in der Schale.

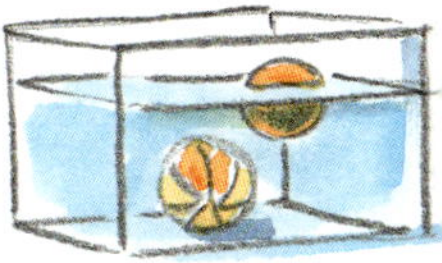

Kann eine Orange schwimmen?
Mit Schale schwimmt sie, schälst du sie, sinkt sie zu Boden. Der Grund: In der Schale ist Luft eingeschlossen. Darum hat die Orange mit Schale mehr Auftrieb im Wasser als ohne. Die Schale wirkt wie ein Paar Schwimmflügel.

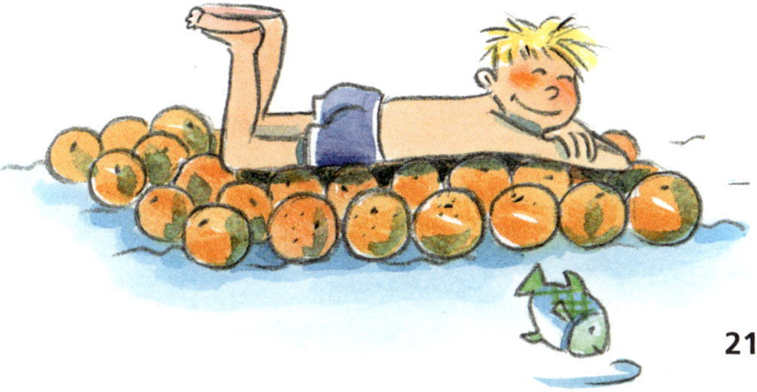

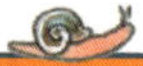

Berühmte Lebensmittel

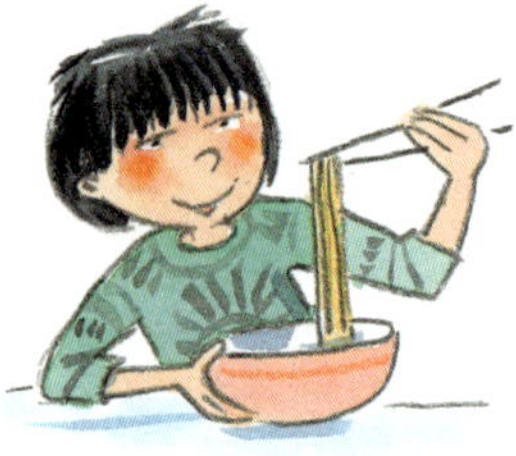

Nudeln ...

... haben die Menschen in China schon vor 4000 Jahren gegessen.

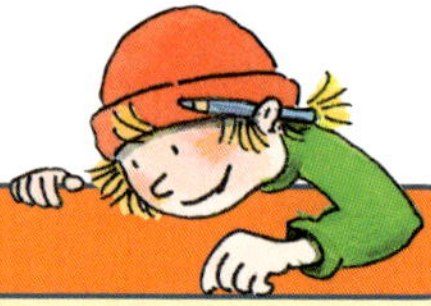

Wie schmecken Honigameisen?

Menschen aus anderen Ländern kennen und mögen manchmal ganz andere Speisen als wir.

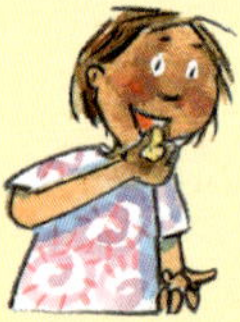

Für die australischen Ureinwohner sind Honigameisen eine süße Delikatesse.

In Frankreich werden Schnecken gekocht.

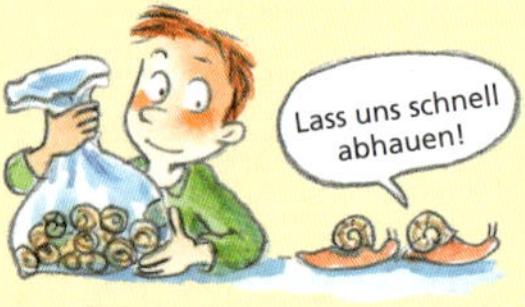

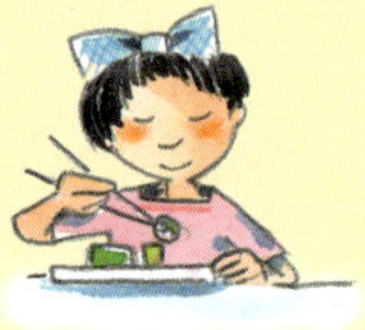

Und: Nicht jeder isst mit Messer und Gabel. In Japan zum Beispiel greifen die Menschen ihr Essen mit Stäbchen.

Tee …

… kommt vor allem aus Indien und China. Tee wird aus den Blättern, Knospen, Blüten und Stängeln des Teestrauchs hergestellt. Schon vor 3000 Jahren tranken die Menschen Tee.

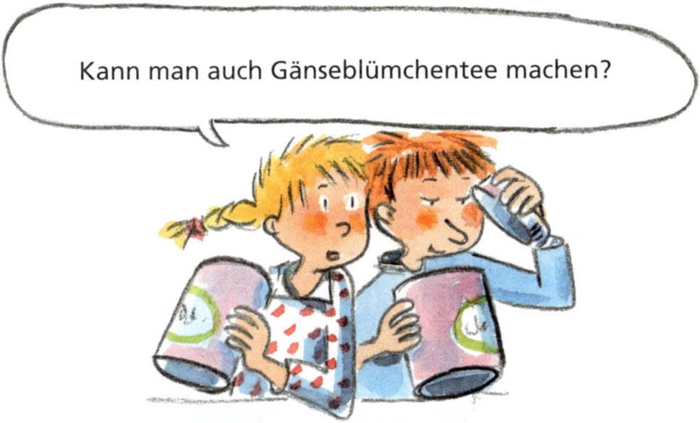

Die Kartoffel …

… stammt aus Südamerika. Die Ureinwohner züchteten sie schon vor mehreren Tausend Jahren. Sie nannten sie „papa".

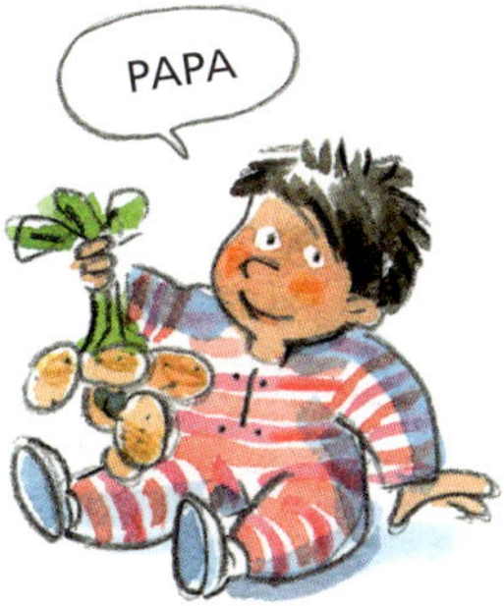

Pixi Wissen Rätselseite

1. Wie heißt eine Frucht, die viel Vitamin C enthält? Bringe die Buchstaben in den Kringeln in die richtige Reihenfolge.

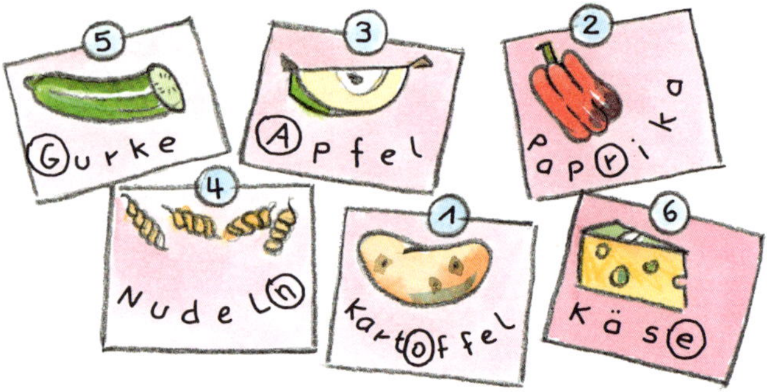

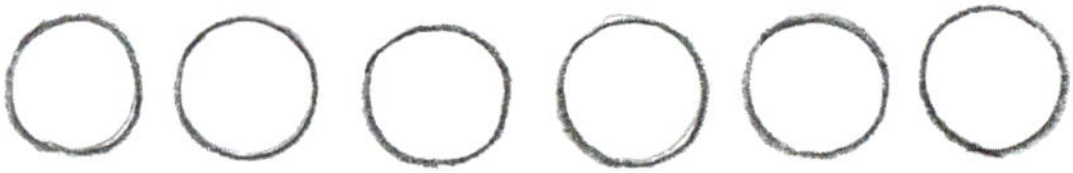

2. Welches Lebensmittel gehört hier nicht dazu?

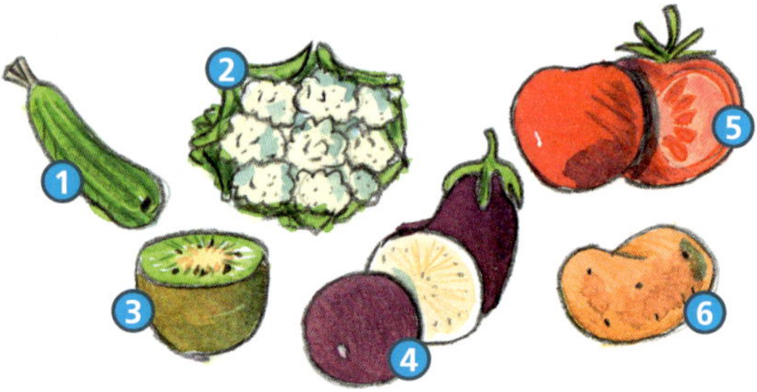

3. Welches Essen schmeckt wem? Verbinde die oberen Tiere mit ihrem Lieblingsfutter.

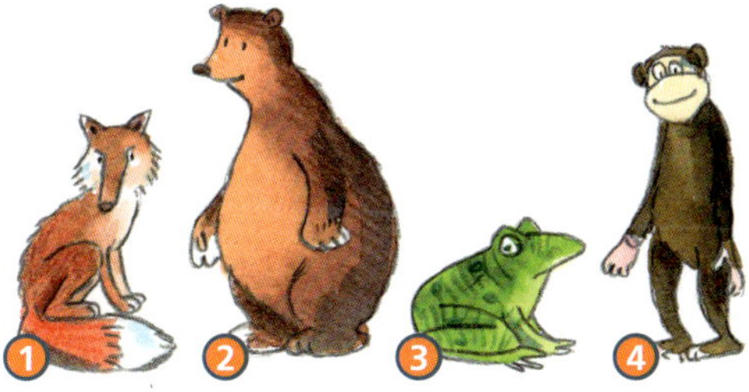
1
2
3
4

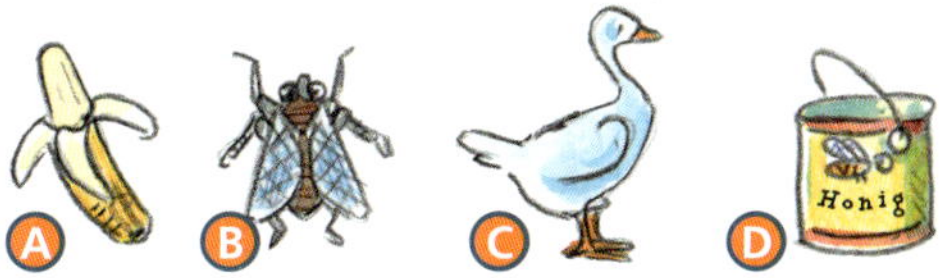
Honig
A
B
C
D

4. Ein Korb mit leckeren Äpfeln.
Welche zwei sehen genau gleich aus?

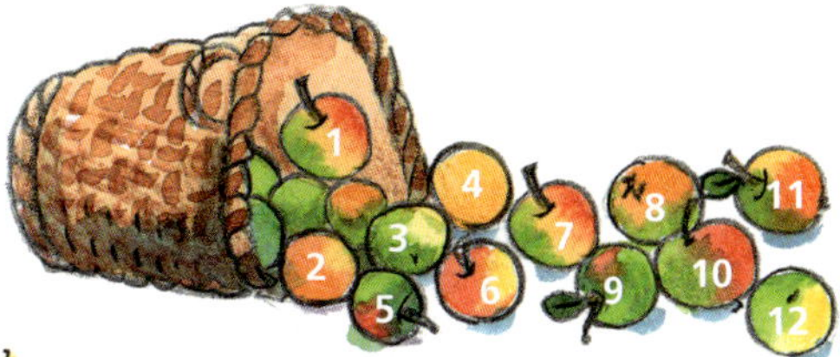
1
2
3
4
5
6
7
8
9
10
11
12

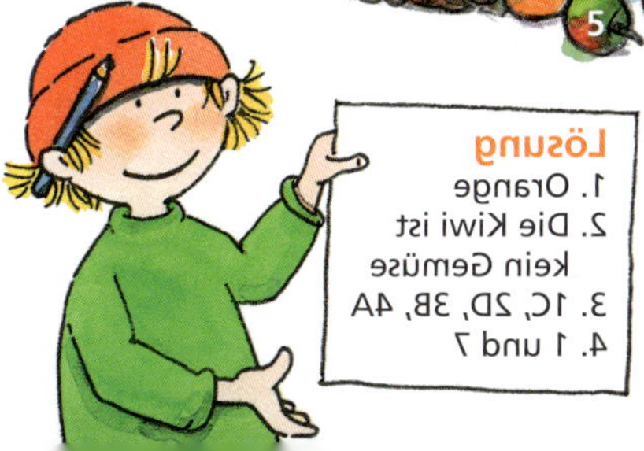
Lösung
1. Orange
2. Die Kiwi ist
kein Gemüse
3. 1C, 2D, 3B, 4A
4. 1 und 7

Pixi Wissen Lexikon

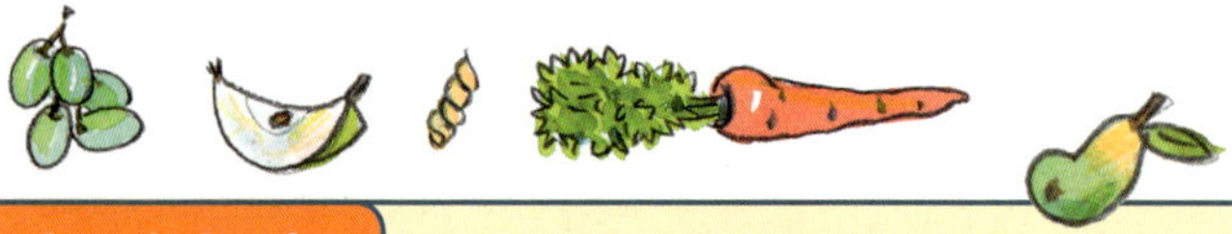

Abwehrkräfte Sie schützen unseren Körper vor schädlichen Eindringlingen, etwa Krankheitserregern. Sie helfen uns, gesund zu bleiben.

Ballaststoffe Bestandteile von Pflanzen, die vor Krankheiten schützen und sättigen. Sie sind z. B. in Vollkornbrot, Kartoffeln, Obst und Gemüse enthalten.

Blutgefäße Durch diese „Leitungen" fließt Blut durch unseren gesamten Körper. Im Blut werden z. B. Nährstoffe und Sauerstoff transportiert.

Energie Sie bewirkt, dass dein Körper arbeiten kann. Du brauchst sie z. B., um dich zu bewegen, zu denken und zu atmen.

Enzyme Sie lösen in unserem Körper Vorgänge aus bzw. beschleunigen sie. Sie helfen unter anderem bei der Verdauung: Sie spalten unsere Nahrung in ihre Bestandteile auf.

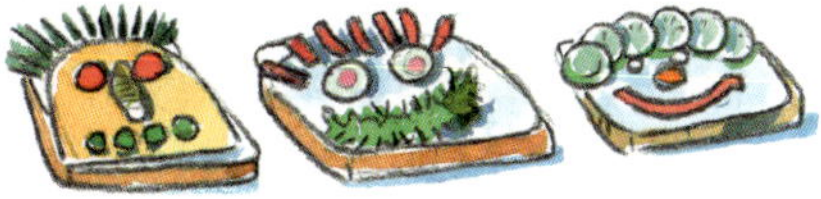

Nährstoffe Stoffe, aus denen unsere Nahrung besteht, vor allem Kohlenhydrate, Eiweiße und Fette

Organe Teile unseres Körpers, die jeweils eine besondere Aufgabe erfüllen: Unser Herz arbeitet z. B. als Pumpe, die das Blut durch unseren Körper schickt.

Schimmel Pilz, der giftig sein kann. Es gibt aber auch Schimmelarten, die für den Menschen harmlos sind, wie der Schimmel auf dem Camembert. Er macht den Käse schmackhafter und haltbarer.

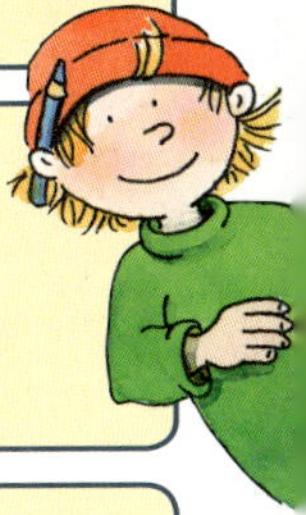

Stoffwechsel Der Begriff fasst zusammen, was in unserem Körper vor sich geht: Wir nehmen Nährstoffe auf, wandeln sie in Energie um und scheiden Reststoffe aus.

Zellen Winzige Kammern in unserem Körper, in denen wir zum Beispiel Nährstoffe speichern, verarbeiten und auch wieder abgeben, wenn wir sie nicht oder woanders brauchen. Zellen sind die kleinsten Bausteine unseres Körpers. Wir haben viele Millionen davon.

Pixi Wissen Quiz

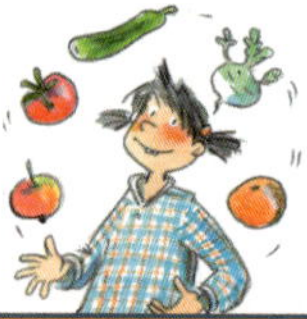

1. Wozu braucht dein Körper Eiweiß?

a) Um die Zellen von Muskeln, Organen, Knorpel, Knochen und Haut aufzubauen
b) Zum Kuchenbacken
c) Um seidiges, lockiges Haar zu bekommen

2. Warum ist Knoblauch so gesund?

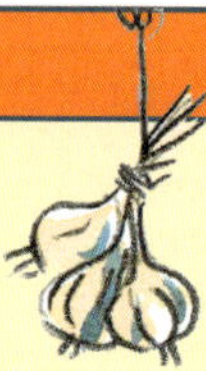

a) Durch seinen starken Geruch hält er uns lästige Leute vom Hals.
b) Er schützt vor Vampiren.
c) Er schützt unsere Blutgefäße vor schädlichen Ablagerungen.

3. Wozu – außer zum Würzen – wurden Gewürze früher verwendet?

a) Als Gastgeschenke für Fürsten
b) Als Putzmittel, damit die Häuser gut dufteten
c) Als Babypuder

4. Welche Bestandteile unserer Nahrung sättigen?

a) Ich werde eigentlich nie satt …
b) Kohlenhydrate, Fett und Eiweiß
c) Vitamine und Mineralstoffe

5. In welchem Organ werden die wichtigen Bestandteile unserer Nahrung ins Blut geleitet?

a) Zehenspitzen b) Ohrläppchen c) Dünndarm

6. Wie viele Stücke Würfelzucker stecken in einem Liter Limonade?

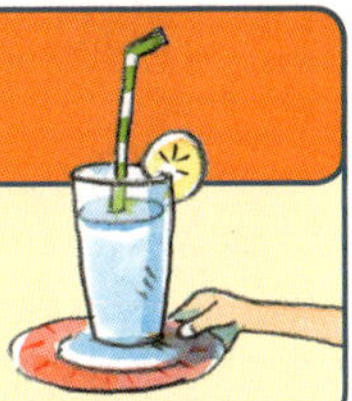

a) Etwa 2
b) Kein einziges
c) Etwa 40

7. Wie viel Obst und Gemüse solltest du am Tag essen?

a) Eine Sorte Obst und kein Gemüse
b) Zwei Portionen Obst und drei Portionen Gemüse
c) Ich brauche kein Obst und Gemüse zu essen.

8. Warum essen Sportler am Abend vor einem Wettkampf gerne Nudeln?

a) Nudeln saugen Wasser auf. Die Sportler müssen dann nicht zur Toilette.
b) Nudeln geben lange Energie.
c) Nudeln machen fröhlich.

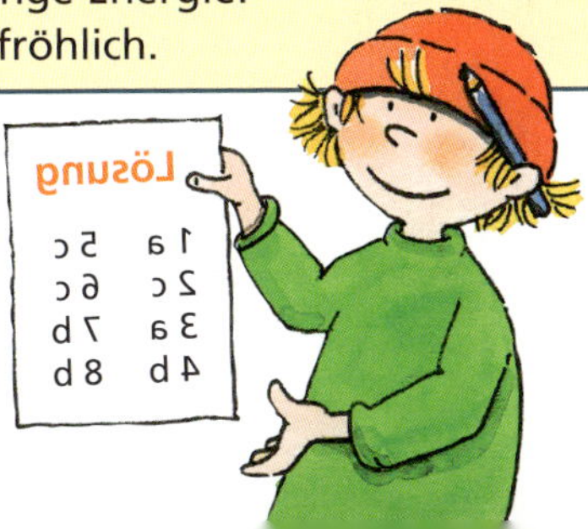

Pixi Wissen präsentiert

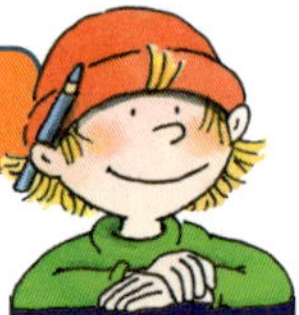

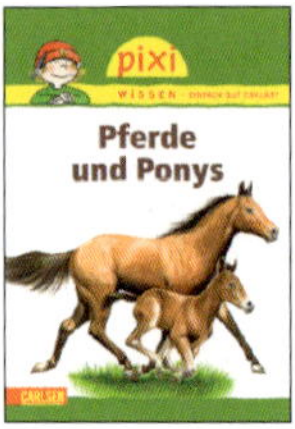

Bd. 1
Pferde und Ponys
ISBN 978-3-551-24051-4

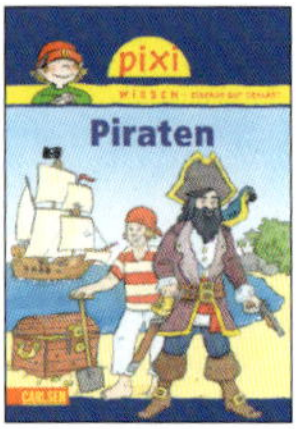

Bd. 2
Piraten
ISBN 978-3-551-24052-1

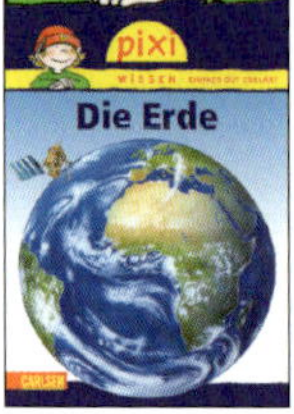

Bd. 3
Die Erde
ISBN 978-3-551-24053-8

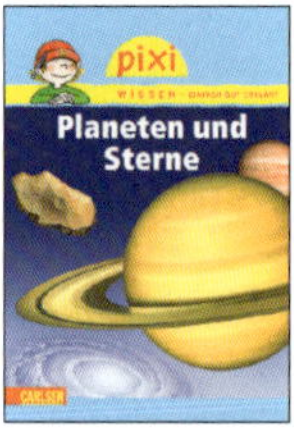

Bd. 10
Planeten und Sterne
ISBN 978-3-551-24060-6

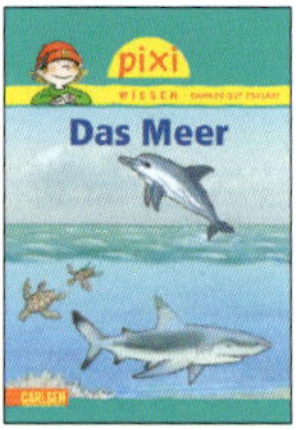

Bd. 11
Das Meer
ISBN 978-3-551-24061-3

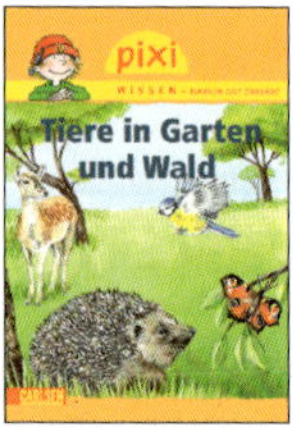

Bd. 17
Tiere in Garten und Wald
ISBN 978-3-551-24067-5

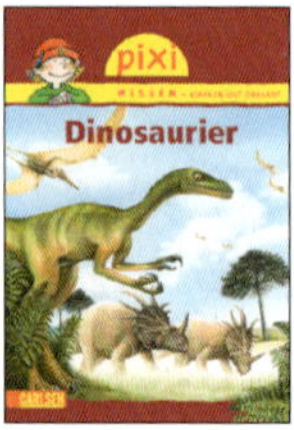

Bd. 21
Dinosaurier
ISBN 978-3-551-24071-2

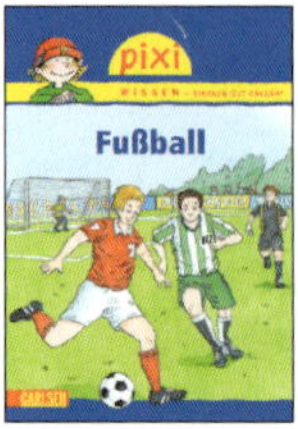

Bd. 23
Fußball
ISBN 978-3-551-24073-6

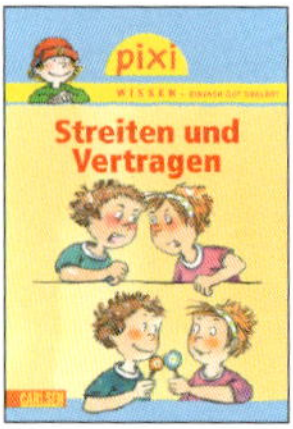

Bd. 24
Streiten und Vertragen
ISBN 978-3-551-24074-3

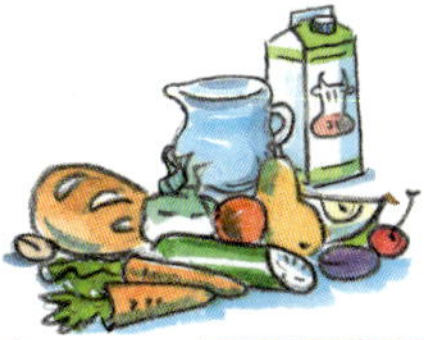

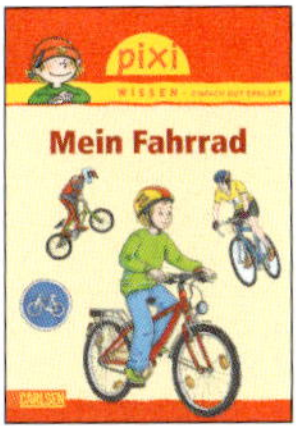

Bd. 32
Mein Fahrrad
ISBN 978-3-551-24082-8

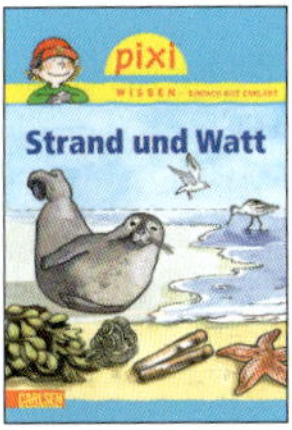

Bd. 33
Strand und Watt
ISBN 978-3-551-24083-5

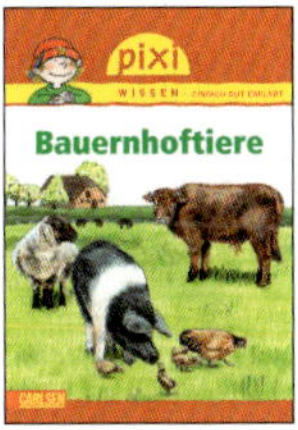

Bd. 34
Bauernhof
ISBN 978-3-551-24084-2

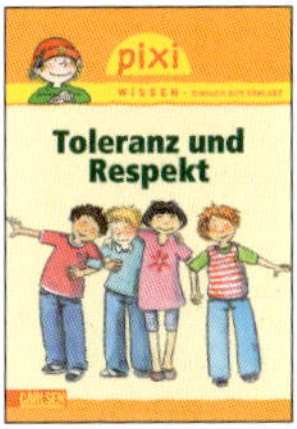

Bd. 35
Toleranz und Respekt
ISBN 978-3-551-24085-9

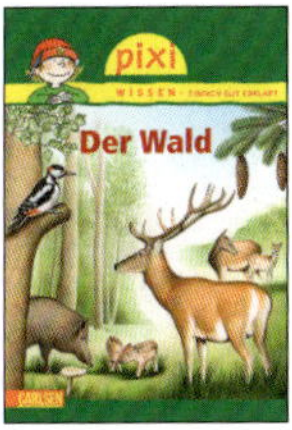

Bd. 36
Der Wald
ISBN 978-3-551-24086-6

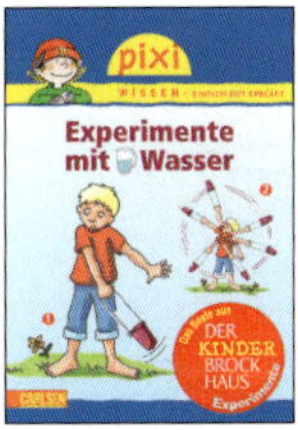

Bd. 37
Experimente mit Wasser
ISBN 978-3-551-24087-3

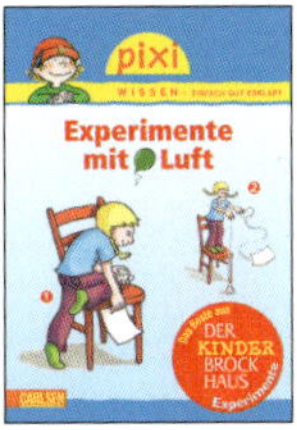

Bd. 38
Experimente mit Luft
ISBN 978-3-551-24088-0

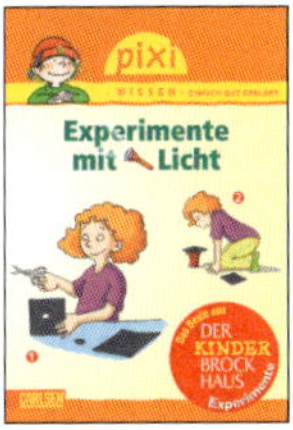

Bd. 39
Experimente mit Licht
ISBN 978-3-551-24089-7

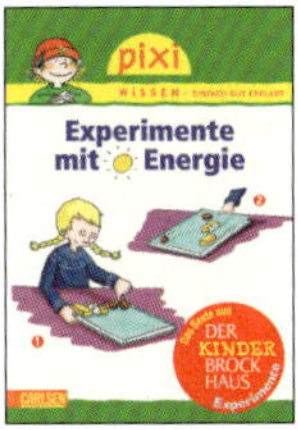

Bd. 40
Experimente mit Energie
ISBN 978-3-551-24090-3